DU TRAITEMENT

DE LA

SYPHILIS

PAR

E. BLACHER

DOCTEUR EN MÉDECINE DE LA FACULTÉ DE PARIS
ANCIEN ÉLÈVE DE L'HÔPITAL DU MIDI

PARIS
LIBRAIRIE ADRIEN DELAHAYE
PLACE DE L'ÉCOLE-DE-MÉDECINE

1873

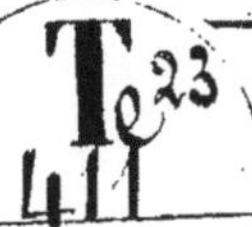

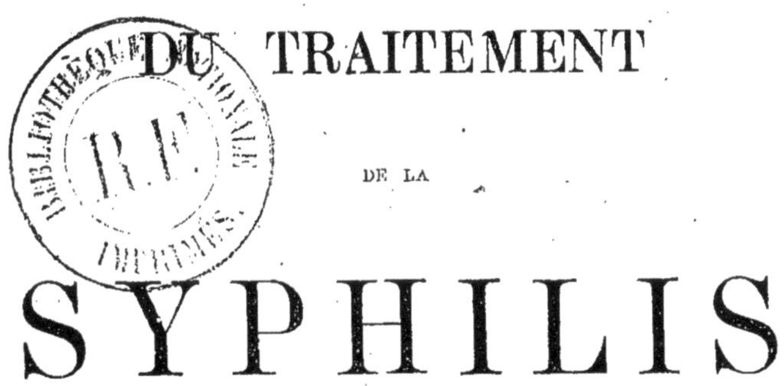

DU TRAITEMENT

DE LA

SYPHILIS

PAR

E. BLACHER

DOCTEUR EN MÉDECINE DE LA FACULTÉ DE PARIS

ANCIEN ÉLÈVE DE L'HÔPITAL DU MIDI

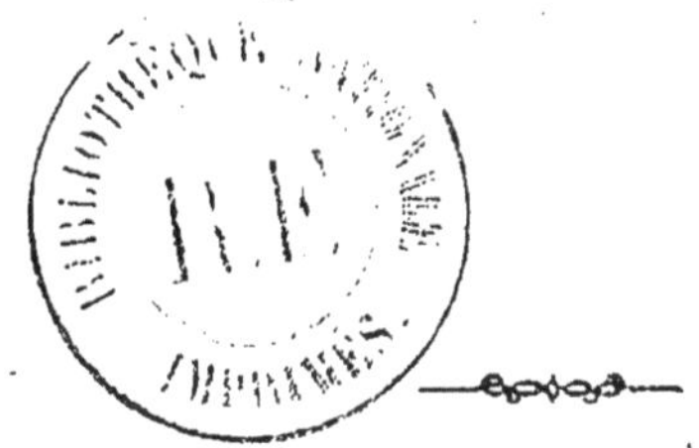

PARIS

LIBRAIRIE ADRIEN DELAHAYE

PLACE DE L'ÉCOLE-DE-MÉDECINE

1873

PARIS. — IMPRIMERIE NOIZETTE
159, Faubourg Saint-Antoine.

Les idées émises dans cette brochure ont déjà été soutenues par moi, en 1869, dans ma thèse de doctorat. Je les avais acquises dans la fréquentation des hôpitaux, et surtout de l'hôpital du Midi.

C'est après trois années de pratique civile que je publie de nouveau les mêmes idées et sous la même forme, sans presque de modifications, parce qu'elles n'ont pas changé et que je les ai, jusqu'à présent, toujours vérifiées. En outre, la pratique du monde n'a fait qu'augmenter pour moi l'importance qu'il y a d'éclairer les masses sur cette maladie, souvent mal connue et mal soignée, par cela même qu'elle est le point de mire du charlatanisme.

Le motif qui me pousse à cette publication est donc le désir d'être un tant soit peu utile à mes semblables, en inculquant dans l'esprit du public la nécessité formelle de prendre garde d'abord à la syphilis, et, ensuite, de la soigner, sous peine de voir s'abâtardir notre race, qui a, surtout maintenant, besoin de se relever et de fournir des générations fortes par le corps comme par le cœur et l'esprit.

Dr Blacher.

DU TRAITEMENT

DE

LA SYPHILIS

PRÉLIMINAIRES

Avant d'entreprendre ce sujet, je trouve nécessaire de dire pourquoi je le choisis, car, dans l'énumération des causes qui nous ont fait adopter un ordre d'idées, le lecteur peut déjà trouver un degré de certitude dans leur valeur scientifique.

Pendant un an d'externat, passé à l'hôpital du Midi, dans le service de M. Puche, auquel je m'empresse de rendre hommage pour les bons conseils qu'il m'a donnés, j'ai été vivement frappé de la généralisation de la syphilis et du peu d'importance que beaucoup de malades lui attribuaient. Depuis, je n'ai pu que me convaincre davantage, en fréquentant le service de M. le professeur Hardy à Saint-Louis, en voyant les nombreux cas de syphilis secondaire et tertiaire. Ou-bien encore, allant à l'hôpital des Cliniques, dans le service de M. le professeur Depaul, qui ne serait frappé de voir la quantité de femmes enceintes syphilitiques, accouchant d'enfants mort-nés ou syphilitiques ? Je crois être l'interprète de M. Depaul, en disant que la mort prématurée de l'enfant dans le sein de la mère et les fausses couches sont très-souvent causées par le vice syphilitique chez les parents. En voyant même de ces enfants malingres et chétifs, comme en possèdent les grandes villes, se hasarderait-on beaucoup en leur attribuant une origine syphilitique, quand le tubercule et la scrofule ne viennent aussi apporter leur contingent de lésions à ces pauvres organismes ? Si la syphilis guérissait si souvent seule, comme le disent certains auteurs, verrait-on ces transmissions héréditaires si nombreuses ? Je pense que cette seule considération devrait apporter une entrave à cette opinion trop absolue. Non pas que je veuille dire que la syphilis ne guérit jamais seule; tous les syphiliographes sont d'accord sur ce fait, que certains organismes sont susceptibles d'éliminer seuls le virus syphilitique. Ils sont indemnes pour les accidents secondaires et tertiaires, comme certains le sont pour les primaires. Mais qui pourrait de prime abord dire qu'il est bâti de ce ciment-là, et dire, par exemple : j'ai eu la syphilis comme accidents primaires, mais c'est fini, je n'aurai jamais plus d'accidents, et si j'ai des enfants, je ne leur léguerai pas ce vice. Il me semble donc de tout intérêt pour un syphilitique de se soigner ; je dis plus, tout syphilitique qui ne se soigne pas est coupable ; il commet un crime moral et social. Je crois avoir ainsi assez bien établi l'importance du traitement de la syphilis, me réservant d'y revenir à chaque instant dans les pages suivantes, et de prouver que cette maladie peut être traitée avantageusement pour ceux qui la portent.

Je crois que, sans sortir de mon cadre, et sans entrer trop facilement dans le domaine de la nosographie, il me faut élucider une question de doctrine qui me paraît avoir une certaine importance, par rapport au traitement de la syphilis, et pour ainsi dire faire ma profession de foi. En effet, les syphiliographes se sont partagés en deux camps bien distincts, les uns se donnant le nom d'*unicistes*, les autres de *dualistes*.

Les partisans de l'*unicité* admettent le virus syphilitique un dans sa nature, un dans ses manifestations, c'est-à-dire pouvant donner lieu à l'infection syphilitique, quels que soient les premiers accidents. Les partisans du *dualisme*, au contraire, admettent deux virus, l'un donnant lieu à une simple affection locale, le chancre mou, l'autre produisant l'infection générale, en prenant son point de départ dans le chancre induré. Ces deux opinions semblaient à une certaine époque aussi faciles à défendre l'une que l'autre. C'est si vrai que M. Ricord, l'homme qui de l'aveu de tous a le plus fait pour l'étude de la syphilis, après avoir défendu l'unicité du virus avec un rare talent, dans ses lettres sur la syphilis, n'a pas craint de contresigner pour ainsi dire deux ouvrages de son élève M. le professeur agrégé Fournier, l'un sur le chancre céphalique, l'autre sur la contagion du chancre, ouvrages qui semblent prouver péremptoirement la dualité du virus (1).

Les unicistes expliquaient les deux variétés de chancres, l'un mou, l'autre induré, en disant que l'induration dépend seulement du terrain, c'est-à-dire de la région sur laquelle siége le chancre ou de la constitution du sujet. Ils trouvaient leur défense toute faite, par cela même qu'à la face on n'avait jamais vu que des chancres indurés, ainsi qu'à l'anus, au fourreau de la verge et aux doigts.

Dans son travail sur le chancre céphalique, M. Fournier prouve d'abord qu'il est faux que les chancres de l'anus, du fourreau de la verge et des doigts soient toujours indurés. Pour ma part, j'ai l'observation d'un ami et collègue d'externat, qui par une écorchure du doigt médius, contracta un chancre en examinant les malades du service de M. Puche ; ce chancre resta toujours mou et ne donna jamais lieu à d'autres accidents.

(1) C'est M. le docteur Bassereau qui, l'un des premiers, s'est porté contre l'unicisme.

Quant au chancre céphalique, dans les nombreuses observations où M. Fournier a pu remonter à l'origine, il trouva toujours un chancre induré comme source du chancre céphalique et jamais un chancre mou. Du reste, il existe maintenant des observations de chancres mous de la face, et j'en ai vu un cas dans le service de M. Puche, dont l'observation a été communiquée à M. Fournier.

D'un autre côté, dans son ouvrage sur la contagion du chancre, cet auteur prouve par une statistique très-nombreuse, qu'on pourrait appuyer par celle non moins riche de M. Puche, que chez des individus sains, le chancre mou donne toujours par transmission un chancre mou, jamais de chancre induré et jamais d'accidents consécutifs.

D'ailleurs le chancre induré produit toujours par contagion un chancre induré suivi d'accidents consécutifs. Comment expliquer ces faits, si ce n'est par l'existence de deux virus, l'un se bornant à une action locale, l'autre infectant toute l'économie ? Les unicistes après être partis pour leur défense de la blennorrhagie produisant l'infection syphilitique, fait auquel on a répondu par le chancre infectant uréthral, se trouvaient battus par les arguments de M. Fournier. Mais un esprit subtil vint les tirer d'embarras en disant : « le virus syphilitique est un, et l'induration n'est qu'un accident secondaire précoce. » Mais encore cet argument ne répond pas à ce fait, c'est que jamais le chancre mou ne donne lieu à l'infection et aux accidents consécutifs. J'ai tant insisté sur cette discussion, parce que je trouve qu'elle a une grande importance pour le traitement.

En effet, si vous êtes uniciste, vous devez toujours craindre l'infection syphilitique chez le malade porteur d'un chancre quelconque ; si, au contraire, vous êtes dualiste, vous ne la craindrez, et par suite vous ne ferez de traitement antisyphilitique que dans le cas de chancre induré.

L'uniciste consciencieux, qui croit au traitement de la

syphilis, devra soigner le chancre mou comme le chancre induré, car pour lui l'un et l'autre malades porteurs de ces lésions sont syphilitiques. Cette question a bien son importance, car le traitement anti-syphilitique, sans être le monstre qu'on a dépeint dans l'ancien temps, a toujours quelques inconvénients dont les gens non syphilitiques se passeraient fort bien. Je tranche cette première question en me faisant dualiste et je renonce à traiter le chancre mou, si ce n'est comme affection locale.

PROPHYLAXIE.

Avant de chercher et d'étudier les moyens de soigner la syphilis, il est naturel de penser à ceux qui peuvent vous en garantir. Je diviserai la prophylaxie de la syphilis en deux chapitres, l'un comprenant les moyens généraux, l'autre les moyens locaux.

1° *Moyens généraux*. — On peut mettre en première ligne les moyens que la société a cherchés et décrétés pour se garantir autant que possible de cette maladie et en empêcher l'accroissement. Ils touchent trop à l'économie sociale pour être traités amplement par un médecin qui pourrait se déclarer incompétent en pareille matière.

Cependant tout en voulant rester médecin dans ce travail, je ne puis m'empêcher de signaler l'inégalité de l'homme et de la femme vis-à-vis de la législation et des mesures sanitaires prises contre la syphilis.

En effet, il suffit à une femme qui s'abandonne à la débauche, d'être saisie par la police en état de maladie, pour être conduite à Saint-Lazare et sortir de là prostituée autorisée. On ne s'occupe pas de savoir la source où cette femme a puisé son infection. Souvent elle la doit à un homme qui l'a infectée avec connaissance de cause et qui en infectera une autre après elle. Combien ai-je vu d'hommes arriver à la consultation du Midi, porteurs de chancre induré depuis dix ou douze jours, avouant des coïts successifs remontant à deux et quatre jours, avec des femmes différentes !

Sans être catégorique, sans trancher la question comme certains le font en disant qu'il ne doit pas y avoir de police sanitaire, on ne peut s'empêcher de voir dans ces mesures une injustice de la société. On est encore bien plus frappé quand on envisage toutes les causes qui peuvent porter la femme à se prostituer, tandis que l'homme malade n'obéit qu'à la voix d'une passion brutale.

La femme est souvent excusable de se prostituer, elle trouve sa défense dans l'insuffisance des salaires, dans l'interdiction de la recherche de la paternité, dans les vices inqualifiables tenant à la parenté même, dans l'amour toujours croissant du luxe, etc.

Elle peut être excusable aussi sous le rapport de l'infection, car elle peut la communiquer sans connaissance de cause. L'homme, au contraire, ne l'est jamais, car, aussitôt qu'il est porteur d'une ulcération, ce qu'il peut voir dans la majorité des cas et ce qu'il peut toujours sentir, il pense immédiatement à la syphilis et devrait aussitôt mettre un frein à ses passions. Il y a donc dans l'ordre social une lacune que je signale, tout en avouant la grande difficulté de remonter à l'origine de l'infection si l'on voulait punir l'homme à l'égal de la femme. Il est probable même que si l'on pouvait arriver à ce résultat, ce serait pour ainsi dire l'extinction de la syphilis ou du moins il y aurait une grande diminution dans sa fréquence. Tous les staticiens sont en effet d'accord que la majorité des syphilis sont léguées par des femmes non soumises. Il me suffit de citer Parent-Duchâtelet, qui a si bien étudié la prostitution, et à l'appui duquel vient se joindre l'autorité de MM. Ricord et Michel Lévy. En outre, M. le professeur agrégé Lefort a donné des arguments irréfutables sous ce rapport, dans un mémoire lu à l'Académie de Médecine dans la séance du 20 avril 1869. Dans sa statistique portant sur deux ans de pratique au Midi, il prouve que la prostitution clandestine a donné le plus grand nombre de contagions. 2,302 cas sur 4,070 malades. Chez les prostituées clandestines, on trouve 1 malade sur 3, tandis que chez les femmes enregistrées, on trouve seulement 1 sur 7. Il prouve, en outre, que le nombre de ces dernières diminue, celui des premières augmente et, par suite, les chances de la contagion. Il cite même l'Angleterre, qui passe pour si libérale sur ce chapitre, qui, par une loi datée du 1er septembre 1866, autorise les tribunaux à soumettre à une visite médicale pendant un an les femmes qui se livrent notoirement à la prostitution. Les visites sanitaires chez les femmes sont donc utiles, il reste à trouver un moyen protecteur pour les femmes contre les hommes.

On pourrait exiger que tous les hommes soumis à une autorité quelconque, et pour ainsi dire enrégimentés, subissent des visites sanitaires. Cela existe pour l'armée, les patrons pourraient l'exiger de leurs ouvriers, les maîtres de leurs domestiques, etc.

Plusieurs autres questions se rattachent encore à la généralisation de la syphilis, ce sont : le mariage chez les syphilitiques, l'allaitement des nouveaux-nés syphilitiques, et enfin la syphilis vaccinale. Les individus porteurs d'accidents primaires ou secondaires ne devront pas se marier. En effet, celui des deux qui est infecté communiquera la maladie à l'autre, et s'il survient des enfants ils seront syphilitiques.

On devra également prendre une foule de précautions au point de vue de l'allaitement des enfants. En effet, la contagion des accidents secondaires étant reconnue par tout le monde, le nouveau-né syphilitique pourra par ses succions infecter sa nourrice et lui causer un chancre induré du mamelon. Il n'est pas impossible, d'un autre côté, que la nourrice infecte un enfant sain, donc, on devra toujours penser à la syphilis quand on fera choix d'une nourrice. Reste la question de la syphilis vaccinale qui passionnait l'Académie de Médecine en 1869. Les discours de M. Depaul ont jeté un doute pénible sur l'innocuité du virus vaccin pris à des sources syphilitiques et les nombreux faits cités par lui, dans la séance du 3 août, me semblent prouver la possibilité de la syphilis vaccinale. Il résulte donc un fait pratique; c'est qu'il est prudent de vacciner les enfants avec un virus provenant d'une source saine trouvée chez l'homme ou chez les animaux vaccinifères.

Comme moyens généraux prophylactiques, il faut encore étudier la méthode des inoculations successives, ou *syphilisation*, que M. Auzias-Turenne a préconisée, non-seulement comme traitement curatif au début des accidents primaires et même secondaires, mais encore comme traitement préventif.

Cette méthode consiste à inoculer successivement et à de courts intervalles; par exemple, tous les jours, une série de chancres, ces chancres s'atténueraient réciproquement, on arriverait à une époque où l'inoculation ne pourrait plus se faire, et à ce moment l'individu aurait parcouru rapidement tout le cercle de la syphilis, et ne serait plus apte à en contracter d'autres. Cette théorie ne résiste pas à l'expérimentation qui montre que dans la plus grande majorité des cas, l'individu porteur d'un chancre induré ne peut plus être inoculé par son chancre ou par un autre également induré.

Pendant tout le temps que j'ai passé au Midi, j'ai vu M. Puche inoculer le pus du chancre induré au-dessus de l'ombilic du malade, et je n'ai jamais vu l'inoculation prendre, si ce n'est pour donner une simple pustule guérie en peu de jours. M. Auzias-Turenne ne devrait donc pas regarder comme un signe de guérison ce fait, que les chancres qu'on inocule après un chancre induré ne s'indurent pas eux-mêmes. Dans ses lettres sur la syphilis, M. Ricord formule ainsi la doctrine de M. Auzias-Turenne : « Si vous souffrez de la vérole, c'est que vous n'en avez pas assez pris ! »

D'après cette doctrine, il faudrait souvent deux mois et même un temps illimité pour arriver à la syphilisation, quand un chancre arrive à l'induration en quelques jours et produit la syphilis constitutionnelle. Il est probable que la guérison rapide des derniers chancres inoculés, que M. Auzias-Turenne attribue à une guérison complète, dépendait au contraire d'une intoxication complète qui empêchait l'organisme de contracter un nouvel accident primaire. Ce qui vient encore à l'appui de cette opinion, c'est que, dans les rares cas où des gens de bonne volonté se sont prêtés à l'inoculation de chancres mous, le patient s'est fatigué avant l'inoculation qui prenait encore après le 60e chancre. En outre, dans certains cas, cela n'empêchait pas à une dernière inoculation faite avec du pus de chancre induré de donner lieu à un chancre induré suivi d'accidents consécutifs.

Il me semble que ces faits, non-seulement démolissent le procédé de la syphilisation, mais encore consolident la doctrine du dualisme des virus. M. Diday a également proposé la syphilisation préventive comme une vaccination préservatrice ; M. Ricord a caractérisé cette idée en l'appelant le rêve d'un honnête homme. J'éloigne donc la méthode de la syphilisation comme traitement préventif ; je l'éloigne également comme traitement curatif, car, dans les observations qu'on possède, les malades après avoir subi un grand nombre d'inoculations, leurs accidents s'étant guéris, ce qui arrive tous les jours sans traitement, et les syphilisateurs les ayant considérés comme guéris, ces malades n'ont pas tardé à présenter de nouveaux accidents plus avancés qui annonçaient une marche progressive de la maladie.

Moyens locaux. — Ces moyens comprennent la circoncision et les topiques.

La circoncision est assurément un moyen prophylactique puissant chez les hommes affectés de phimosis complet ou incomplet. En effet, ce vice de conformation empêche l'usage des moyens de propreté, le virus se trouve renfermé là, il y séjourne, et ce n'est que lorsqu'il a produit ses ravages qu'on pense à remédier à cette conformation vicieuse qui souvent est la cause indirecte du mal. Le phimosis est encore une cause de chancre de la façon suivante : il peut se produire au pourtour de l'orifice préputial, de petites fissures causées par les efforts mêmes du coït, et qui absorbent facilement le virus pour devenir plus tard le siége de chancres. Enfin, quand le gland est habituellement découvert, la muqueuse prend une consistance plus ferme et présente une couche épithéliale plus considérable qui la rend moins propre à l'absorption. Il y a un vice de conformation chez la femme qui semble également la prédisposer à l'atteinte du mal, c'est la longueur exagérée des nymphes.

Les topiques comprennent les corps gras, les acides et certains sels. Les corps gras dont les parties sont enduites, empêchent au virus de les attaquer. Les médecins ne doivent jamais oublier de se graisser les doigts quand ils ont un examen à faire dans des régions affectées de chancre, sous peine de gagner une maladie qu'ils n'auraient pas méritée. Les acides, etc., s'emploient étendus d'eau, en injections et en lavages après l'acte. Ce sont tous les acides très-dilués, le sulfate de zinc, l'acétate de plomb, et dernièrement on y a ajouté le perchlorure de fer. Ils semblent agir en neutralisant le virus comme certains sels et surtout les alcalins détruisent les propriétés des ferments.

CONSIDÉRATIONS GÉNÉRALES SUR LE TRAITEMENT DE LA SYPHILIS.

Dès le début de ma thèse, j'ai émis l'opinion suivante : c'est que la syphilis doit être traitée et peut l'être avantageusement. Tout le monde est bien d'accord que les accidents primaires peuvent guérir sans intervention, et beaucoup pensent que la syphilis elle-même peut guérir seule, c'est-à-dire que les accidents secondaires et tertiaires ne paraissent pas après les primaires, ou du moins beaucoup manquent.

Mais que faut-il penser de ces faits, si ce n'est que dans ces cas il y a eu une lutte dans laquelle les forces de l'organisme ont eu le dessus sur celles du virus. Ce n'est autre chose que la méthode d'expectation, employée dans certaines maladies et appropriée à celle-ci. Mais ces cas de guérison sont rares, car s'ils étaient si communs, verrait-on les femmes surtout, en grand nombre, n'ayant eu aucune conscience, pour ainsi dire, de l'accident primaire, arriver au bout de mois et d'années aux accidents secondaires et tertiaires ? Il faut donc, dans le cas de guérison spontanée, tenir grand compte de l'individu lui-même ; en outre, j'ajouterai qu'il ne faut pas non plus laisser de côté la race à laquelle il appartient et le pays qu'il habite. De même, par exemple, que la race germanique semble mieux supporter toutes les grandes opérations, de même il peut y avoir des conditions de races qui permettent plus facilement l'élimination du virus syphilitique.

Le pays peut également avoir son influence, car on a reconnu depuis longtemps que la température, par exemple, avait une grande influence sur la marche de la syphilis, et que le froid humide surtout contribuait beaucoup à l'aggravation de ses accidents.

HISTORIQUE.

Quoi qu'il en soit, les anciens en voyant apparaître la syphilis, la regardaient si bien comme une maladie qu'il fallait traiter que, pris au dépourvu, ils se jetèrent d'abord en plein empirisme, afin de trouver un moyen d'arrêter cette fameuse épidémie du xve siècle. Aussi, de 1496 à 1514, voit-on les médications les plus bizarres appropriées à la syphilis.

Mais, par toutes ces méthodes, on peut deviner pour ainsi dire l'idée qu'on se faisait de la syphilis. Il faut croire qu'on regardait le virus comme une matière qui se logeait dans tous les points du corps et qu'il fallait faire sortir quand même.

De là ces procédés qui consistaient en saignées, purgations diurétiques et sudorifiques. Les humeurs étaient tellement malades qu'on mettait les syphilitiques dans des étuves afin de faire sortir le virus, par les sueurs ! M. Rollet cite un passage d'Astruc, racontant les effets d'un pareil traitement et accusant non-seulement son inefficacité, mais encore ses résultats pernicieux.

C'était la première épreuve peu à l'avantage de la méthode d'expectation.

En 1514, les Arabes qui se servaient d'onguents mercuriels pour détruire les parasites, pensèrent à s'en servir en frictions contre les accidents syphilitiques. Peut-être avaient-ils établi une comparaison entre les lésions produites par les parasites et celles de la syphilis.

C'est grâce à ce moyen que Jean de Vigo acquit une réputation. Mais bientôt le médicament, administré par des mains inhabiles, produisait tous les accidents qu'on lui connaît maintenant, et les frictions jointes aux fumigations mercurielles, eurent bientôt produit les plus grands ravages chez les syphilitiques.

En 1535, vint s'ajouter l'administration du mercure à l'intérieur, toujours donné de façon à produire la salivation. Ces résultats n'étaient pas de nature à faire une bonne réputation au médicament, aussi y eut-il une violente réaction qui se traduisit par l'apparition d'un nouveau remède sudorifique, le gaïac. La squine et la salsepareille vinrent s'y ajouter et on les administra tous trois ensemble sous le nom de bois sudorifiques.

Mais les auteurs de cette époque n'accordent eux-mêmes d'action efficace à ces médicaments que pour des lésions qui, actuellement, n'ont rien de syphilitique : blennorrhagie, bubon et chancre mou.

Aux XVIIe et XVIIIe siècles, le mercure est accepté à l'unanimité et les autres moyens généraux sont relégués au rang d'adjuvants, puis il se voit encore rejeté de la thérapeutique au commencement du siècle.

Ce sont les Anglais Fergusson et Rose, chirurgiens de l'armée anglaise en Portugal (1813), qui rétablirent le traitement sans mercure et inventèrent la syphilisation.

Rose note que le tiers de ses malades ont eu des accidents consécutifs, proportion exacte du chancre induré par rapport au chancre mou.

Guthrie, après avoir essayé le traitement sans mercure et l'avoir abandonné pour revenir à ce dernier, fournit, à l'appui de ce médicament, la plus belle statistique : d'une part, sur 251 malades seulement, 10 récidives ; d'une autre, sur 1,400 malades, 14 récidives. Ces expériences se faisaient dans des régiments, c'est-à-dire sur des malades qu'on pouvait suivre.

De toutes les expérimentations faites à cette époque, en Angleterre, par Thomson, Hill, Mac Gregor et sir Franklin, il résulta ce fait incontestable, que le mercure est le médica-

2

ment qui possède au plus haut degré la propriété de prévenir les accidents consécutifs. Ces idées s'étendirent de là à l'Amérique, à l'Allemagne et à la France, où elles rencontrèrent de rudes adversaires dans les partisans de Broussais, qui ne voyaient dans la syphilis que des accidents locaux.

Mais, partout, le traitement non mercuriel, qui consistait surtout dans un mode de dénutrition considérable, fournit aux statistiques un grand nombre de récidives, contrairement au mercure ; partout où la statistique semble victorieuse, on trouve qu'elle le doit à un manque d'observation qui fait regarder comme syphilitiques des lésions qui ne le sont pas.

Les adversaires du mercure n'avaient plus qu'une ressource, c'était d'avoir recours au procédé de la syphilisation préventive et curative dont j'ai fait justice.

Je ne l'admets pas telle qu'on la veut faire.

Si les animaux pouvaient être syphilisés, comme certains le prétendent et comme un médecin de Bordeaux prétend l'avoir fait dernièrement (*Syphilis des animaux*, par le docteur Sélèphe Desmartis), on pourrait peut-être trouver là une espèce de vaccine syphilitique. En tout cas, ce ne serait qu'un moyen préventif et non curatif.

Le mercure, du reste, devait trouver un auxiliaire dans l'iodure de potassium.

Dès 1823, Richard des Brus avait employé la teinture d'iode à l'intérieur pour la blennorrhagie et les bubons ; Ensélie de Salle pour les engorgements chroniques du testicule, et le docteur Martini, de Lubeck, pour les ulcères de la gorge. Mais c'est à Wallace qu'on doit l'emploi de l'iodure de potassium, en 1832. Les succès qu'il obtint dans le traitement des accidents tertiaires donnèrent immédiatement à ce médicament la place justement méritée qu'il occupe dans la thérapeutique de la syphilis.

En résumé, il y a donc deux médicaments véritablement antisyphilitiques : le mercure et l'iodure de potassium. Ces remèdes, admis par la majorité comme curatifs, ont une action réelle, car ils guérissent l'accident actuel en diminuant la durée de son existence, ils peuvent, en outre, retarder l'apparition des autres s'ils ne l'empêchent pas.

Non spécificité des remèdes. — Nier l'influence de ces médicaments serait tomber dans l'excès contraire à celui qui les fait des *spécifiques*

Il est évident qu'il y a une grande difficulté dans ces démonstrations, parce que le traitement porte sur autant d'organismes différents, les argumentateurs peuvent toujours attribuer le succès aux forces de l'organisme.

Je pense que la méthode d'expectation est moins applicable dans les maladies virulentes que partout ailleurs. Du reste, le traitement ne trouve-t-il pas sa défense dans le fait que, loin de nuire à cet organisme qu'on voudrait abandonner à lui-même, il lui vient en aide pour guérir ses lésions. Je crois aussi que ce serait se faire une mauvaise idée des virus que de leur attribuer des spécifiques. Ceux qui comparent les virus à un ferment et les phénomènes qu'ils produisent à une fermentation, peuvent faire du corps humain une éprouvette dans laquelle le virus pourrait se trouver en contact avec un réactif spécifique qui le détruirait.

Comme je l'ai dit, en prophylaxie, certains réactifs détruisent le virus syphilitique en dehors de l'organisme.

Mais, évidemment, il ne faut pas regarder cette gouttelette de sérosité virulente comme un liquide qui va transformer toute la masse du sang de l'individu qui l'absorbe en un liquide inoculable. Le virus produit des lésions du sang qui semblent surtout porter sur les globules, puisque le sang n'est inoculable que lorsqu'il contient des globules (1).

(1) Expériences de Pellizari de Florence sur l'inoculation du sang des syphilitiques.

Du reste, si toutes les parties du sang contenaient le virus, toutes les sécrétions qui se font à même le sang seraient inoculables, ce qui n'existe pas.

Il faut, comme dans les chancres, comme dans certains accidents secondaires, un travail préalable qui crée un liquide inoculable. Quelle est la nature de ce travail?

Ne peut-on pas l'expliquer par le fait même de l'inflammation qui laisse échapper à travers les parois vasculaires des globules malades?

La discussion si longue et si sérieuse de l'Académie de médecine sur la syphilis vaccinale, qui rallie tous les jours des incrédules à l'opinion de la contagion par le vaccin des syphilitiques, ne prouve-t-elle pas encore que le virus a besoin de ce travail inflammatoire pour se montrer à l'extérieur. Cependant je ne pense pas qu'il faille considérer chaque lésion syphilitique comme un point que le virus vient produire en s'y localisant. Il ne faut pas non plus regarder le virus comme existant dans le sang à l'état de liberté, et, par suite, pouvant être détruit directement par les médicaments que l'absorption y introduira. On ne peut dire non plus que le virus est localisé dans les globules, car le sang n'est inoculable que pendant les deux premières périodes; dans la troisième, les liquides normaux et anormaux ne le sont plus, et la mère syphilitique n'engendre pas un syphilitique.

M. Lancereaux me paraît faire une comparaison juste, en assimilant le syphilitique au buveur qui éprouve des accidents d'alcoolisme, quoiqu'il n'ait pas bu depuis longtemps; de même, le syphilitique est toujours sous l'influence du virus sans le posséder. Le virus syphilitique doit agir par l'intermédiaire du sang sur les grandes forces qui commandent l'organisme, et particulièrement sur la nutrition. Pourquoi ne comparerait-on pas l'action du virus sur le corps humain à l'action du spermatozoïde sur l'œuf; il y a un principe dans le virus qui vous fait syphilitique comme le spermatozoïde fait de l'œuf un homme. L'insuffisance de l'esprit humain l'arrête devant l'explication de ce principe, qui organise les molécules de notre corps de façon à produire un homme sain, ou bien un syphilitique ou un scrofuleux, suivant les vices de sa parenté. Mais cette opinion de beaucoup d'auteurs que la paternité syphilitique donne lieu à la syphilisation des enfants, peut faire penser que l'action de la syphilis est d'imprimer une déviation aux forces qui régissent l'organisme.

Il n'y a donc pas de remèdes qui puissent prendre ce principe corps à corps, pour ainsi dire, et le détruire ; il n'y a donc pas de spécifiques. Il y a des médicaments qui guérissent les lésions syphilitiques et impriment à la maladie une marche particulière qui se traduit par un retard dans les accidents, mais sans les prévenir complétement. Ainsi, je ne pense pas qu'un syphilitique qui s'est soigné consciencieusement puisse jurer de sa guérison ; en effet, elle n'est que relative. Il a été guéri de ses lésions, c'est vrai, et c'est beaucoup déjà, mais qui sait si, dans des mois ou des années, il n'aura pas des récidives, et c'est fréquent. S'il meurt dans cet intervalle de repos de la maladie, qui sait, s'il eût vécu plus longtemps, si sa maladie ne se serait pas révélée de nouveau.

Je viens de mettre tout au pis, et j'aurais certes fait un tableau peu à l'avantage de ma thèse si je ne me hâtais de dire que les médicaments employés, le mercure et l'iodure de potassium, non spécifiques de la syphilis, le sont presque des lésions ; ils les guérissent le plus souvent et peuvent retarder leur apparition assez longtemps pour qu'on les regarde comme curatifs de la maladie elle-même.

On ne peut donc assigner une durée au traitement antisyphilitique et dire, comme certains praticiens, que l'ingurgitation d'un poids donné d'une préparation mercurielle est capable de guérir de la syphilis. On comprend toute l'impossibilité d'une pareille mesure en envisageant toutes les différences d'organisation qui font varier la maladie, depuis celle qui guérira seule jusqu'à la plus rebelle, en parcourant une multitude de variétés intermédiaires.

Les deux médicaments choisis pour traiter les accidents syphilitiques sont donc le *mercure* et *l'iodure de potassium*. En outre, on leur assigne un mode d'action bien distinct et bien tranché. L'un, le mercure, serait exclusivement propre au traitement des accidents primaires et secondaires, et même certains auteurs le dédaignent pour l'accident primaire ; l'autre, l'iodure de potassium, serait réservé pour les accidents tertiaires. Peut-on être aussi exclusif et mettre autant d'ordre dans le traitement de la syphilis ? Je ne le pense pas, pour deux raisons basées sur la nature des lésions syphilitiques et sur le mode d'action des médicaments.

En effet, je doute d'abord que la limite entre les accidents secondaires et tertiaires soit bien tranchée. Par ce fait même que la syphilis est très-régulière dans sa marche, on trouve une graduation pour ainsi dire insensible dans les accidents qu'elle présente. La division en accidents secondaires et tertiaires a plutôt été basée sur le siége des accidents que sur leur nature intime. On a vu des lésions superficielles de la peau et des muqueuses venant en second lieu, alors on a dit accidents secondaires ; de même, plus tard, on a vu des accidents plus profonds envahissant le tissu cellulaire, les os, les organes profonds, on a dit accidents tertiaires. Mais, quand on pénètre dans la structure intime de la lésion, on ne trouve pas des différences aussi tranchées. En ne prenant que le chancre induré et la gomme, deux types extrêmes, on ne trouve pas grande différence au début, elle n'existe que dans le mode de terminaison.

La nature même des médicaments explique également la graduation insensible qui doit exister dans leur action. La thérapeutique les range l'un à côté de l'autre sous le nom d'altérants ; elle leur reconnaît donc des propriétés analogues. J'aurai, du reste, à revenir sur ce sujet, en parlant de l'action de chacun d'eux en particulier. Mais je crois pouvoir dire tout d'abord que ces médicaments sont inséparables l'un de l'autre et forment à deux une unité de laquelle on ne peut tirer une fraction pour l'un et une fraction pour l'autre. Pour venir à l'appui de cette opinion, je pourrais citer celle de certains auteurs qui regardent le traitement par l'iodure de potassium sans action quand il n'a pas été précédé d'un traitement mercuriel. J'ai vu M. le professeur Gosselin soigner un sarcocèle syphilitique et donner en même temps les deux médicaments pour cette raison. Il est cependant bien difficile d'expliquer ce fait que l'iodure de potassium agira seulement de concert ou après le mercure. Tel individu a pris du mercure il y a dix ans, il n'en conserve plus de traces dans son organisme, comment se fait-il qu'il soit cause du succès de l'iodure de potassium? D'un autre côté, comment se fait-il que l'iodure de potassium ait tant de puissance dans les accidents scrofuleux où le mercure n'a rien à faire? Du reste, pour pouvoir expliquer cette simultanéité d'action des deux médicaments, il faudrait savoir d'une façon précise leur mode d'action physiologique, cadre assez difficile à remplir complétement.

Je me trouve donc en face de deux questions à résoudre : 1° comment agissent le mercure et l'iodure de potassium; 2° comment faut-il administrer ces médicaments? L'anatomie pathologique des lésions syphilitiques permet de comprendre plus facilement l'action des médicaments. Ce serait hors de mon cadre de passer toutes ces lésions en revue, et je me contenterai de dire que, d'après les anatomo-pathologistes modernes, Virchow, Robin, Vulpian, Ranvier et Cornil, Lancereaux, etc., on peut assigner à la syphilis, comme ordre anatomo-pathologique, une série d'inflammations locales auxquelles succèdent des néoformations, des proliférations d'épithélium et de tissu conjonctif, auxquelles peuvent succéder des régressions graisseuses.

L'analyse montre que les lésions syphilitiques sont semblables à celles de l'inflammation et à leurs modes de terminaison. Ne voit-on pas effectivement, dans le poumon, l'inflammation simple comme l'inflammation syphilitique être suivie de dépôt caséeux ou de cicatrices fibreuses? Dans le foie, quelle différence trouverait-on entre la cirrhose et la gomme, si ce n'est que dans la première les cellules hépatiques elles-mêmes sont envahies? Enfin, dans les os ne voit-on pas les exostoses, les caries et les nécroses succéder à l'ostéite simple comme à l'ostéite syphilitique? On peut résumer les lésions syphilitiques : inflammation simple, inflammation ulcérative, fibromes, gommes, exostoses.

D'un autre côté, j'ai déjà fait prévoir les altérations qu'on devait trouver dans le sang. Tous les auteurs sont d'accord pour reconnaître une anémie syphilitique. M. le professeur Sée, dans son étude sur les anémies, explique celle-ci par une action spéciale du virus sur les lymphatiques et les ganglions, qu'il considère comme organes formateurs des globules sanguins. Les altérations du sang se traduisent par une diminution du nombre des globules rouges et de la fibrine, ce qui vient à l'appui de l'opinion que j'ai émise, que la syphilis agit au détriment de la nutrition.

EFFETS PHYSIOLOGIQUES DU MERCURE.

On peut diviser les effets physiologiques des mercuriaux en trois groupes :

1° Effets topiques ou locaux;

2° Effets secondaires ou d'absorption;

3° Effets tertiaires ou d'élimination.

1° *Effets locaux.* — Les préparations mercurielles sont des irritants et des modificateurs des tissus. Le sublimé corrosif est le plus actif, et, selon qu'il est plus ou moins étendu, il peut être escharotique ou seulement mortifier les épithéliums, les néoplasies, de là sa grande puissance en bains et en lotions. A l'intérieur, pris à dose médicale, il agit sur la surface gastrique comme sur la peau, produit des pincements, aussi est-il bon de le donner au moment des repas afin qu'il puisse se combiner aux matières albuminoïdes ingérées. Malgré cela, certains estomacs ne peuvent le tolérer.

Les autres préparations mercurielles agissent en se transformant en sublimé ; mais cette transformation ne se faisant que peu à peu dans le parcours du tube digestif il n'y a plus cette action corrosive qu'il est bon d'éviter. Le proto-iodure, par exemple, n'étant transformé que dans l'intestin sera préférable pour les estomacs délicats. Ainsi, premier effet des préparations mercurielles : irritation, dissolution et transformation en bichlorure dans les liquides alcalins et absorption.

2° *Effets d'absorption.*— Les mercuriaux, une fois absorbés, se comportent en véritables poisons du sang ; ils se combinent aux matières albuminoïdes, les rendent plus stables et inassimilables. Aussi voit-on le nombre des globules diminuer, puis la quantité de fibrine et d'albumine, enfin le sang devenir plus fluide. M. le professeur Sée note une diminution d'albumine qui donnerait lieu à une augmentation relative de fibrine, aussi le sang reste très-bien coagulable. De là, une véritable cachexie chez les malades soumis au traitement mercuriel pendant longtemps, analogue à celle que l'on retrouve en grand chez les individus soumis par leur profession à l'intoxication mercurielle lente. Elle se traduit par la pâleur des téguments, amaigrissement, palpitations, essoufflements, bruits vasculaires, impuissance chez les hommes, aménorrhée chez les femmes, etc... Ces effets peuvent être assez désastreux pour éveiller l'attention du médecin et le rendre désireux de les arrêter, et, comme je le dirai plus tard, cela peut se faire sans nuire en aucune façon à la guérison des accidents syphilitiques. Aussi faut-il arriver le plus vite possible au troisième mode d'action, c'est-à-dire l'élimination.

3° *Effets d'élimination.* — Le mercure s'élimine par toutes les sécrétions. L'urine contient du mercure 2 p. 100, et on en trouve encore dix semaines après l'administration. Cette élimination du mercure peut même produire une espèce de gonorrhée. Le mercure s'élimine également par le lait et ce mode d'élimination est devenu une source de traitement pour les individus qui absorbent le lait, j'aurai plus loin à y revenir.

Mais l'élimination par la peau est pour nous la plus importante, et elle ne nous fait pas faux bond. En effet, on trouve du mercure dans les sueurs et dans les sérosités des vésicatoires. Il y a de véritables éruptions mercurielles se présentant sous la forme vésiculeuse ou d'eczéma, ou même sous une véritable forme pustuleuse. L'élimination par les muqueuses est non moins évidente. Si l'on prend comme type la muqueuse buccale, on se trouvera en face de plusieurs opinions pour expliquer la salivation mercurielle. Les uns ont dit que c'était l'élimination par la muqueuse buccale qui produisait une excitation récurrente des glandes salivaires semblable à celle des aliments sapides. Les autres, au contraire, ont dit que le mercure, en s'éliminant par les glandes salivaires, donnait à la salive toutes ses propriétés irritantes. Enfin, je préfère me ranger du côté des partisans de la double élimination par les glandes salivaires et muqueuses, tout en accordant à ces dernières la plus grande importance. Cette opinion me semble assez prouvée par les altérations de la bouche que l'on rencontre chez les gens soumis au traitement mercuriel ou à l'intoxication, qui, commençant d'abord par de simples gingivites, peuvent arriver aux stomatites terribles qui ont tant fait redouter le traitement mercuriel.

L'élimination du mercure, par la peau et les muqueuses, peut être décélée d'abord par les réactions chimiques, car si l'on met ces surfaces en présence de l'acide sulfureux en excès, par un bain sulfureux, on obtient une teinte noire accusant le bisulfure de mercure noir. En outre, l'élimination du mercure, à elle seule, peut produire de véritables ulcérations de la peau et des muqueuses. Trousseau décrit des ulcérations de la bouche et en particulier siégeant derrière la dernière molaire, d'autres du gland, qui ont disparu après la cessation du traitement mercuriel.

J'appuie ces faits de toute ma faible autorité personnelle pour avoir vu de ces ulcérations qu'on prenait pour syphilitiques, augmenter sous l'influence du traitement et cesser aussitôt qu'on l'arrêtait. Le mercure, en s'éliminant par la peau, produit donc une irritation qui, quelquefois, peut se traduire par des ulcérations, une véritable inflammation substitutive.

Le foie et l'intestin éliminent également le mercure.

Maintenant, comment interpréter ces modes d'action physiologiques au point de vue du traitement de la syphilis ? On peut mettre trois opinions en présence : La première accordant au mercure une action bornée au sang syphilitique ;

La deuxième ne donnant au mercure qu'une action substitutive par élimination ;

La troisième joignant l'une de ces actions à l'autre.

Il me semble facile de détruire la première opinion qui explique l'action du mercure par la déglobulisation et la défibrination du sang. En effet, c'est un des vices du traitement mercuriel dont tous les praticiens ont été frappés. Aussi, beaucoup d'entre eux, et M. Ricord en tête, voulant remédier aux accidents d'anémie produits par le traitement, n'ont-ils pas hésité à donner des préparations de fer, le reconstituant du sang par excellence, et ils avouent que ces deux médicaments ne sont pas incompatibles dans le sens que les accidents guérissent malgré leur administration simultanée. Il semblerait donc que le mercure est moins curatif par son action sur le sang que par son action directe sur les lésions. Mais ne vaudrait-il pas mieux être moins tranchant et dire que le mercure agit certainement par son élimination, et, qu'en outre, en détruisant les éléments du sang malade il met l'organisme à même de se reconstituer un liquide nutritif nouveau et sain ? C'est dire que, loin d'être partisan de la dénutrition comme méthode curative de la syphilis, on est partisan de tous les reconstituants. Du reste, faut-il aller si loin, en médecine, pour trouver des analogies ; quand on a vu, par exemple, que dans la fièvre typhoïde il y avait un véritable empoisonnement se traduisant par des lésions, n'a-t-on pas substitué la méthode nutritive à celle de dénutrition ?

La syphilis, à elle seule, produit une déglobulisation, et il faut croire que les globules qui restent sont malades, puisqu'ils reproduisent la maladie, aussi me semble-t-il rationnel de favoriser leur élimination, et, en même temps, la formation de nouveaux. D'un autre côté, nous avons vu que toutes les lésions syphilitiques primaires et secondaires n'étaient que des inflammations pouvant être suivies de néoplasies. Il semble donc assez facile de comprendre que le mercure, par ses deux actions simultanées sur le sang et les lésions, empêche l'apparition de ces dernières ou les modifie dans leur évolution.

EFFETS PHYSIOLOGIQUES DE L'IODE ET DE L'IODURE DE POTASSIUM.

Comme pour le mercure les effets physiologiques de l'iode, administré sous forme d'iodure de potassium, peuvent être divisés en effets locaux et généraux ; ces derniers, eux-mêmes, subdivisés en effet d'absorption et d'élimination.

Effets locaux. — Les effets locaux de l'iode et de l'iodure de potassium n'ont pas grande place dans le traitement de la syphilis proprement dite, si ce n'est, comme j'aurai à le dire plus tard, dans certains accidents, et entre autres, le phagédénisme. Ce sont des irritants assez puissants ; appliqués sur la peau saine, ils mortifient l'épiderme et le sèchent ; sur la peau ulcérée ils produisent une assez vive douleur et modifient les surfaces sans se combiner à l'albumine comme le sublimé.

Effets d'absorption. — Pris à l'intérieur, l'iode et l'iodure de potassium ont d'abord une action excitante sur tout le tube intestinal. Cette action se traduit par une suractivité dans les fonctions de l'estomac, et, du côté de l'intestin, par des diarrhées. Cette surexcitation, en augmentant la circulation, permet à l'absorption de se faire vite et facilement.

Une fois dans le courant circulatoire, l'iodure de potassium fluidifie le sang et lui donne un pouvoir capillaire plus grand, et c'est une propriété qu'il a de commun avec tous les alcalins de rendre l'albumine plus liquide. En outre il fait augmenter le nombre des globules en favorisant l'hématose. Porté dans les tissus, il y produit une excitation qui peut se traduire de différentes façons. Par exemple, sur le cerveau, quand le remède est donné à doses assez élevées, il y a une excitation assez forte pour pouvoir donner lieu à la série d'accidents qui portent le nom d'iodisme.

Sur les tissus, il produit une augmentation de la combustion organique et de la désassimilation ; aussi, pris en grande quantité ou pendant longtemps, produit-il un amaigrissement considérable, une diminution des glandes, du testicule chez l'homme, ce qui amoindrit ses forces génitales, et chez la femme une diminution de la glande mammaire, ce qui l'a fait employer pour arrêter la sécrétion du lait. Ce mode d'action peut, il me semble, expliquer l'efficacité de l'iodure de potassium sur les tumeurs syphilitiques aussi bien que sur le goître et les lésions scrofuleuses. En outre on voit de suite une notable différence entre son action et celle du mercure, qui explique l'emploi exclusif de l'iodure de potassium pour les accidents tertiaires, et, surtout, pour ceux qui consistent dans des tissus de nouvelle formation. Il les détruit de la même manière qu'il détruit les tissus adultes.

Effets d'élimination. — De même que l'iodure de potassium est absorbé très-rapidement, de même son élimination se fait très-vite. On le retrouve dans toutes les sécrétions qu'il augmente d'une façon très-notable.

La sécrétion urinaire, en première ligne, est excitée et laisse passer les 29/30e de l'iode administré. Sur les muqueuses buccale et nasale il produit une action remarquable, gonflement, œdème sous-muqueux, enduit blanchâtre, exagération des sécrétions buccale et nasale, de véritables angines et coryzas. La conjonctive s'injecte, il y a du larmoiement, et la fluxion de l'arbre bronchique donne lieu à de la toux et à de l'expectoration séreuse.

L'élimination, par la peau, donne lieu à des éruptions caractéristiques, acnéiformes ou même furonculeuses.

En résumé, l'iodure de potassium agit donc dans la syphilis par ses propriétés sur la nutrition, propriétés qui facilitent la désassimilation des tissus et en particulier des néoplasies et hypertrophies.

MODES D'EMPLOI DU MERCURE ET DE L'IODURE DE POTASSIUM.

Ce chapitre comprend de nombreuses questions à traiter, questions remplies de difficultés, à cause de la controverse qui les entoure. En effet, à quel moment de la maladie doit-on commencer le traitement ? Quel médicament choisir le premier ? A quel moment faut-il combiner leur action ? Le médicament étant choisi, dans quelle limite faut-il s'en servir ? Faut-il leur en adjoindre d'autres ? Quelles sont les formes pharmaceutiques préférables ? Quels sont les moyens qu'on doit employer pour empêcher les inconvénients du traitement? Combien de temps le traitement doit-il durer? Je vais essayer de passer en revue ces différentes questions, en général, me promettant d'y revenir en faisant le traitement des accidents, en particulier.

Les unicistes, pensant que les deux formes de chancre pouvaient donner la syphilis, certains en ont déduit qu'on ne devait soumettre le malade au traitement que lorsqu'on était sûr qu'il était infecté. Cette déduction, très-juste, du reste, peut conduire à ce fait, c'est que les premiers accidents secondaires étant quelquefois très-légers, passent inaperçus, et, alors, on ne se décide à faire le traitement général que tard, et lorsque les accidents ont une certaine gravité. D'autres, moins raisonnables, à mon avis, se sont dit : puisque les deux espèces de chancres peuvent infecter, il faut, dans les deux cas, établir le traitement général. Les dualistes, au contraire, ne voyant l'infection qu'après le chancre induré, ne font de traitement général que lorsqu'ils trouvent ce signe. Mais là, on trouve des divergences d'opinion parmi les dualistes eux-mêmes. Les uns soumettent le malade au traitement à n'importe quelle période l'accident se trouve. Les autres, prétendant que le traitement n'a pas d'influence sur l'accident primaire et sur l'apparition des accidents secondaires, si l'accident primaire est trop vieux, ne l'établissent que dans le cas de chancre induré depuis peu de temps. M. Cusco, dans ses leçons faites au Midi, pense que le mercure n'a aucune influence sur l'accident primaire. M. Diday est d'une opinion mixte ; d'autres vont jusqu'à dire que le mercure peut retarder la guérison. Il me semble que, d'après le mode d'action du mercure, on doit l'employer aussitôt que l'induration est caractéristique et quand même lorsqu'elle existe. En effet, comme je le dirai au traitement du chancre, le mercure diminue la durée de cet accident et favorise sa guérison. Mais il est évident que, si j'ai affaire à un chancre datant de vingt à vingt-cinq jours, par exemple, je ne penserai pas, en donnant le mercure pouvoir retarder l'apparition ou diminuer l'intensité des accidents secondaires, car je serai trop près du moment de leur apparition. Si, au contraire, le chancre est jeune, en donnant le mercure immédiatement, j'obtiendrai deux effets favorables : la guérison plus rapide du chancre et la diminution d'intensité des accidents secondaires.

J'ai déjà nommé le mercure comme le médicament qu'on doit employer le premier. La majorité des praticiens se sert effectivement du mercure dans le traitement des accidents primaires et secondaires, et le considère comme pouvant les guérir à lui seul. Cela est certain pour les accidents primaires, pour cette bonne raison, c'est qu'ils peuvent guérir seuls et que, s'il a de l'influence, ce n'est que sur leur durée et leur gravité. Il semble également avoir le plus d'influence sur les premiers accidents secondaires, c'est-à-dire sur les éruptions cutanées et muqueuses. Mais, arrivé à cette époque, il semble perdre sa puissance, et, certains auteurs, Trousseau, par exemple, citent des accidents à forme ulcéreuse qui, rebelles au mercure, cédaient à l'iodure de potassium. Aussi termine-t-on généralement le traitement en administrant de concert les deux médicaments, et cela sans que les accidents tertiaires aient apparu. De cette façon, on peut espérer activer la guérison des accidents secondaires et prévenir, si c'est possible, l'apparition des tertiaires.

Il y a de grandes divergences d'opinion sur la façon d'administrer le mercure. Beaucoup de praticiens l'administrent de façon à en saturer l'économie, et prenant, pour ainsi dire, comme point de mire la salivation, font tous leurs efforts pour arriver à ce but final. C'est l'école de Boerhaave. De là, cette méthode qui consiste à donner des doses crescendantes qui conduisent à peu près infailliblement à la salivation. Avec Van Swieten, qui combattait son maître, Boerhaave, il ne me semble pas nécessaire d'abord d'avoir de la salivation pour être sûr que le médicament est absorbé et agit; en outre, je crois plus rationnel de régler l'administration du remède d'après les progrès ou la rétrocession des accidents, d'augmenter les doses jusqu'à ce qu'il y ait amélioration, et maintenir à ce point jusqu'à la guérison complète. En effet, les partisans de la salivation exposent le malade à toute la série des accidents mercuriels, et, beaucoup, non contents de donner des doses énormes de mercure, soumettent leurs malades à un traitement des plus débilitants et les conduisent à l'anémie la plus profonde.

Je me range donc à l'opinion de M. Ricord qui veut bénéficier de tous les effets du mercure sans en avoir les inconvénients. Aussi je rejette les doses considérables de mercure, et proscrivant les excès de toutes sortes pendant le traitement, j'admets les habitudes régulières et le *régime tonique*. M. le professeur agrégé Després a soulevé une grande discussion à la Société de chirurgie, en proscrivant le mercure pour adopter les toniques seuls. Je pense qu'on peut être moins exclusif et associer les deux procédés.

Les médicaments qu'on adjoint au mercure ont pour but d'empêcher ou d'arrêter les accidents qu'il produit et de favoriser ses effets favorables. Sans administrer des doses considérables de mercure, on peut produire des accidents, la salivation est un des plus désagréables.

Le *chlorate de potasse*, pris concurremment avec le mercure, semble avoir la propriété de la prévenir. En tous cas, si l'on n'est pas édifié complétement sur cette action préventive, on ne peut refuser au chlorate de potasse une action merveilleuse pour la guérison de la salivation mercurielle. On peut donc faire prendre au malade du chlorate de potasse sous la forme commode de pastilles Dethan. Si la salivation se déclare, il faut arrêter le traitement mercuriel, donner du chlorate de potasse à l'intérieur (4 grammes chlorate de potasse pour 30 grammes sirop de gomme) et badigeonner la bouche avec un collutoire composé de miel rosat dans lequel on incorpore soit du chlorate de potasse, soit du borax, soit de l'acide chlorhydrique.

Il faudra prendre garde de toucher les dents avec ce dernier. Je n'indique que ces procédés, car la salivation ne sera jamais assez forte pour produire les stomatites terribles qui demandent des moyens plus héroïques.

L'action du chlorate de potasse s'explique par son élimination, par la muqueuse buccale, élimination dont on profite également pour le traitement des plaques muqueuses de cette région.

Le mercure produit une vive irritation du tube intestinal qui se traduit par des coliques et de la diarrhée. L'administration de l'opium, concurremment au mercure, pourra diminuer l'intensité de ces accidents. En outre, on pourra administrer un purgatif salin de temps en temps, tous les quinze jours par exemple.

Enfin, l'anémie produite peut, comme je l'ai dit, être assez considérable pour exiger un traitement spécial. A l'exemple de M. Ricord, on pourra administrer des préparations ferrugineuses et de préférence l'iodure de fer.

Les sudorifiques, que les anciens regardaient comme curatifs, et que certains praticiens veulent réhabiliter, peuvent être de très-bons adjuvants du traitement mercuriel. En effet, ils favorisent l'élimination du mercure et, par suite, augmentent son travail utile au détriment des effets nuisibles produits par son séjour dans l'organisme.

C'est au même titre que les diurétiques et tout ce qu'on appelle les dépuratifs seront favorables en excitant la sécrétion des reins et l'élimination par cette voie.

Certaines règles hygiéniques seront aussi des adjuvants du traitement : éviter le froid et surtout l'humidité, alimentation peu épicée, afin de ne pas exciter les voies digestives, favoriser les fonctions de la peau en portant de la flanelle, prendre des bains sulfureux, enfin bannir toutes espèces d'excès.

Le mercure a été employé dans le traitement de la syphilis sous toutes ses formes si multiples et de toutes les façons.

Les anciens avaient commencé à l'administrer à l'extérieur en frictions et fumigations; ce n'est que plus tard qu'on osa le donner à l'intérieur, mais d'une façon si malheureuse, qu'il produisit des accidents affreux. Aujourd'hui, on le donne à l'extérieur sous forme de frictions avec de la pommade, de bains médicamenteux et par la méthode hypodermique, enfin à l'intérieur. Les deux premiers procédés ne sont guère employés que chez des malades qui ne peuvent tolérer le mercure à l'intérieur, ou bien pour venir en aide au traitement interne par une action locale.

Ainsi, comme je le dirai plus tard, on emploie les bains de sublimé dans les syphilides généralisées sur toute la surface du corps, ou bien des lotions de sublimé sur les lésions. La méthode *hypodermique* jouit actuellement d'une certaine faveur. M. le professeur agrégé Liégeois, qui l'a expérimentée au Midi, a présenté à la Société de chirurgie des succès qu'elle lui a fournis. Elle consiste à injecter sous la peau, avec une seringue de Pravaz, une certaine dose de médicament, et c'est ordinairement une solution de sublimé, de façon à introduire 4 milligr. en deux fois. Je l'ai vu expérimenter dans le service de M. Hardy, à Saint-Louis; elle paraissait donner de bons résultats. C'était dans des cas de syphilides papulo-squameuses très-étendues, et elle semblait surtout agir avec promptitude.

Cependant la méthode interne est toujours la base la plus solide du traitement mercuriel, aussi a-t-on passé en revue toutes les préparations mercurielles sous toutes les formes pharmaceutiques, depuis le mercure natif jusqu'à la combinaison la plus compliquée, l'iodhydrargyrate d'iodure de potassium.

Le *mercure doux* incorporé à la graisse pour former l'onguent mercuriel, a été donné sous forme pilulaire ; chaque pilule contenant 0 gr. 05 d'onguent; on en donne de 2 à 4 par jour (Sédillot).

Le *Calomel*, protochlorure de mercure, est une mauvaise préparation pour le traitement de la syphilis, parce qu'elle produit trop facilement la salivation.

Les deux préparations employées de préférence sont le *sublimé corrosif* ou bichlorure de mercure, et le *proto-iodure de mercure.*

Je me suis déjà étendu sur l'action du bichlorure de mercure, et j'ai fait part de ses inconvénients à cause de son action violemment irritante.

Il existe une foule de préparations de sublimé; je citerai, entre autres, la liqueur de Van Swieten, qui représente une solution au millième : alcool, 100 gr.; sublimé, 1 gr.; eau distillée, 900 gr.

On commence à en donner une cuillerée à café représentant 5 gr. de la solution, et, par suite, 0 gr. 005 de sublimé. On peut arriver rapidement à en donner une cuillerée à bouche représentant 0 gr. 01 de sublimé. On la donne dans une tasse de lait ou au repas avec des aliments, afin d'éviter son action corrosive en la combinant avec l'albumine. Les pilules de Dupuytren sont aussi une préparation de sublimé : Sublimé, 4 gr.; extrait d'opium, 5 gr.; extrait de Gaïac, 6 gr., pour 40 pilules qui, par conséquent, contiennent chacune 1 centig. de sublimé pour 13 centig. d'extrait gommeux d'opium, dose un peu forte pour commencer. On peut y arriver au bout de quelques jours et même la dépasser, mais sans la tripler, comme certains praticiens le font.

Le *proto-iodure de mercure* est la préparation considérée comme la meilleure au début du traitement, car déjà elle réunit les propriétés des deux médicaments. On commence à le donner à la dose de 0 gr. 05 et il n'est pas nécessaire d'aller plus loin que 0 gr. 15. On peut prendre comme type de préparation la formule de M. Ricord : proto-iodure de mercure, 3 gr.; thridace, 3 gr.; extrait thébaïque, 1 gr.; extrait de ciguë, 6 gr. pour 60 pilules, en prendre 1 à 3 par jour.

Enfin, l'iodhydrargyrate d'iodure de potassium est une préparation qui réunit à la fois les deux médicaments avec l'iode en excès et me semble par ses succès confirmer l'opinion que j'ai émise, que le mercure et l'iodure de potassium étaient inséparables l'un de l'autre. Je me contenterai de citer la formule de M. Puche : bi-iodure de mercure, 4 décigr.; iodure de potassium, 4 décigr.; eau distillée, 250 gr.; en donner de 10 à 20 gr. dans les vingt-quatre heures.

M. Bazin, tout en donnant la préférence au proto-iodure, dit qu'il est quelquefois nécessaire de varier les préparations.

Je me trouve maintenant en face d'une question assez difficile à résoudre : pendant combien de temps doit-on faire durer le traitement? J'ai déjà jugé à sa juste valeur l'idée des praticiens qui pensent guérir la syphilis avec un poids donné de médicament. Mais il y a encore deux opinions extrêmes, l'une se bornant à guérir l'accident présent et cessant de suite le traitement; l'autre, au contraire, le prolonge pendant des mois consécutifs, après la guérison des lésions; les premiers ne pensent qu'à guérir les lésions; les seconds pensent aussi à les prévenir. Je prends, par exemple, un individu qui se soigne depuis trois mois, et qui a vu, grâce au mercure, ses accidents disparaître et présenter une bénignité qu'ils n'auraient peut-être pas eue sans lui; faudra-t-il qu'il continue son traitement pendant trois mois encore, et sera-t-il plus sûr ainsi d'éviter les récidives que s'il eût cessé son traitement deux mois plus tôt? Comme je l'ai fait prévoir déjà, je ne pense pas qu'on puisse mesurer ainsi la puissance du remède. Je suis partisan de laisser l'organisme sous le coup de la médication pendant quelque temps après la guérison des accidents, mais sans avoir la conviction entière qu'elle a une action assez préventive pour empêcher toute récidive. Est-ce qu'une médication plus longue me donnerait plus de certitude? Non, et j'aurais en plus les inconvénients de ce traitement trop prolongé. Je croirai donc bien faire en continuant le traitement un mois après la cessation des accidents; si je ne suis pas sûr de prévenir d'autres accidents, je serai toujours certain de les voir moins graves, car il est avéré que les récidives sont moins graves quand il y a eu traitement préalable.

De toutes ces considérations, il ressort qu'un individu syphilitique ne peut se considérer indemne de nouveaux accidents même après le traitement, que lorsqu'un laps de temps considérable s'est écoulé depuis les derniers, et encore dans beaucoup de maladies qui pourront lui survenir, le mercure et l'iodure de potassium seront de véritables *pierres de touche* pour le médecin et souvent des sauveurs pour le malade.

TRAITEMENT DES ACCIDENTS EN PARTICULIER

Je n'ai pas la prétention de passer en revue la série infinie des accidents syphilitiques et de donner à chacun son traitement. Je me contenterai d'étudier le traitement dans les trois grandes classes de lésions syphilitiques, en faisant quelques titres de chapitre pour celles qui me paraissent les plus importantes. En outre, il me semble utile de parler des soins à donner aux femmes syphilitiques enceintes, ainsi qu'aux nouveaux-nés.

Accidents primaires.

Au chancre induré qui constitue l'accident primaire par excellence, on peut joindre l'engorgement ganglionnaire qui l'accompagne toujours. Comme je l'ai déjà dit, pour certains médecins, le traitement du chancre doit être purement local, parce que, disent-ils, le mercure n'a aucune action sur le chancre, quelques-uns disent même qu'il est nuisible à sa guérison.

D'après l'ensemble des faits que j'ai vus au Midi, et je crois en cela être d'accord avec mon maître, M. Puche, le mercure semble diminuer la durée du chancre. Il n'est pas très-rare chez les malades qui ne sont pas soignés de voir le chancre non guéri encore au moment de l'apparition de la roséole, c'est-à-dire au bout de quarante jours en moyenne. Cela ne se voit certainement pas quand il y a eu traitement général. Du reste, il n'y a pas que cette raison qui doive pousser au traitement mercuriel. En effet, le chancre est composé de deux éléments : la plaie et l'induration. Si les moyens locaux réussissent à fermer la plaie, l'induration, souvent si rebelle, n'en persistera pas moins, et c'est toujours au mercure qu'il faudra avoir recours. D'un autre côté, tout le monde à peu près est d'accord sur ce point, c'est que les accidents qui surviennent chez un syphilitique qui s'est soigné sont moins graves que chez celui qui n'a pas subi de traitement. M. Puche pense qu'on peut immédiatement obtenir ce résultat, et j'ai pu me convaincre, dans son service, qu'on peut ainsi retarder l'apparition des premières syphilides, c'est-à-dire la roséole, et faire qu'elle soit très-bénigne. M. Bazin, dans son *Traité de la Syphilis*, se range à cet avis. Je pense donc qu'on ne doit s'abstenir du traitement général que si le chancre est vieux et à sa période de cicatrisation; mais, pour tout chancre pris au début, on devra instituer un traitement à la fois local et général.

Le traitement local n'a pas l'importance que certains auteurs ont voulu lui donner, et le traitement des plaies simples est le meilleur qu'on puisse lui appliquer. Pour une plaie virulente comme le chancre, on devait s'attendre à voir proposer la cautérisation. Hunter l'avait déjà proposée, afin, disait-il, de remplacer une plaie virulente par une plaie simple.

M. Ricord se passionna d'abord pour ce procédé, et alla jusqu'à dire que si la cautérisation était faite dans les quatre premiers jours de l'apparition, on empêchait les accidents consécutifs. M. Rollet se rangea à cette opinion, malgré un cas d'insuccès regrettable sur la personne de M. Diday. Cette idée fut réfutée, par conséquent avec preuves à l'appui, par MM. Diday et Langlebert, et, du reste, elle n'est pas admissible, par ce seul fait que lorsque le chancre apparaît, il y a eu une période d'incubation qui a infecté toute l'économie. Il faut attribuer les cas de succès à ce que le chancre cautérisé n'était pas infectant. Maintenant, comme résultat local, je ne crois pas que la cautérisation ait une grande influence sur la marche du chancre induré ordinaire, mettant de côté la forme phagédénique et serpigineuse. J'ai vu, aux consultations du Midi, des malades arriver avec des chancres cautérisés présentant une légère induration provenant de la cautérisation, ce qui rendait quelquefois le diagnostic un peu difficile, et jamais la guérison plus rapide. Dans le chancre induré, la cautérisation sera réservée pour sa dernière période, quand la cicatrisation se fait attendre; alors, elle pourra hâter la guérison, et en cela elle rapprochera le chancre des plaies ordinaires.

On peut résumer le traitement local par ces deux mots : sécheresse et propreté. En effet, une des grandes causes de retard apporté à la guérison sera la stagnation d'un pus virulent, qui, sans être inoculable à l'individu même, irritera vivement les parties avec lesquelles il sera en contact. On pourra obtenir ces deux résultats à la fois et y joindre une légère excitation de la plaie. Il y a une région où les chancres sont difficiles à panser et où la propreté est plus nécessaire que partout ailleurs, c'est la bouche. On arrivera à un bon résultat en renouvelant les pansements plusieurs fois par jour.

Le phimosis apportera une grande difficulté au diagnostic et au pansement des chancres du gland et de la face interne du prépuce; il faudra, dans ces cas, faire la circoncision pour mettre le chancre à nu.

Les pansements secs me paraissent préférables aux pansements humides, et j'ai vu les employer exclusivement au Midi. M. Puche se sert de coton cardé qu'il applique sur le chancre en assez grande abondance pour absorber tout le pus qui se forme, et le renouvelle plusieurs fois par jour. En outre, matin et soir, on fait des lotions chlorurées sur la partie malade. On obtient ainsi à la fois une légère excitation de la surface ulcérée et une grande propreté. Pour les chancres situés sur une surface plane, comme à la face, au pubis, au fourreau de la verge, on peut se contenter de les recouvrir d'une plaque de diachylon ou d'emplâtre de Vigo, qu'on renouvellera tous les jours. On rencontrera une certaine difficulté à employer ces procédés chez les femmes, car le chancre, quoique le plus souvent à la fourchette, est quelquefois profondément placé. On pourra, dans ce cas, se servir du spéculum pour faire le pansement. Pour maintenir cette sécheresse, on peut encore ajouter au coton cardé des saupoudrages sur l'ulcération. Parmi les poudres employées, je donnerai la préférence à la poudre d'iodoforme mise directement sur la plaie et maintenue avec la feuille de coton. Effectivement cette préparation produit à la fois une sédation des douleurs et une irritation substitutive qui semble hâter la cicatrisation. Ces propriétés peuvent être du reste utilisées dans tous les autres accidents syphilitiques à forme ulcéreuse, et j'y reviendrai plus tard en parlant des plaques muqueuses.

Le phagédénisme peut quelquefois venir compliquer le chancre induré, quoique ce soit bien des fois plus rare dans cette forme que dans le chancre mou. Quoique ce soit l'exception, dans le chancre induré, il faut pouvoir remédier promptement à cet accident qui peut être terrible. Pour en donner un exemple en passant, j'ai vu M. le professeur Richet opérer à sa clinique du 12 juillet 1869, une femme qui avait eu le périnée rongé par un chancre phagédénique, mais il ne paraissait pas avoir été induré. Le traitement général, par le mercure et les iodures, loin d'avoir de l'influence sur ces graves accidents, semble les aggraver, peut-être parce qu'ils coïncident avec un grand affaiblissement des malades.

Il faudra, dans ce cas, donner des reconstituants à l'intérieur et surtout le fer, et, comme pansement local, on conseille la solution de tartrate ferrico-potassique ou d'iodure de potassium, et je puis encore indiquer, d'après mon expérience pratique, les bons résultats obtenus par les préparations d'iodoforme, poudre, glycérolé ou collodion iodoformique.

Dans quelques cas rebelles, il faudra avoir recours à la cautérisation, même avec le fer rouge.

Ce que j'ai déjà dit du traitement général fait prévoir quand et comment je l'appliquerai. L'induration se manifestant au bout de 5 à 7 jours de date du chancre, rarement plus, la roséole apparaissant généralement vers le quarantième jour en moyenne, il s'ensuit que le malade, soumis au traitement du chancre, dès le début de l'induration, aura déjà un mois de traitement quand la roséole apparaîtra, et on comprend bien que cela puisse avoir une influence sur cette éruption.

Il n'y a que dans la période de cicatrisation que l'on n'a pas besoin de commencer le traitement et qu'on peut attendre l'apparition de la roséole. En effet, dans ce cas, le traitement n'a guère d'influence sur un chancre qui est bientôt guéri, si ce n'est sur l'induration, d'un autre côté, on ne peut espérer agir sur les accidents secondaires très-rapprochés.

Les engorgements ganglionnaires, appelés pléiades, siégeant à cette époque dans les aines à peu près exclusivement, n'ont pas besoin de traitement local. Effectivement, ils restent indolents dans la grande majorité des cas et ne présentent aucune trace d'inflammation. Ils n'ont donc aucune similitude avec les bubons accompagnant si souvent le chancre mou, et qui par les désordres qu'il produisent, exigent un traitement local très-sérieux. Les pléiades disparaissent sous l'influence du traitement mercuriel. On arrive donc aux accidents secondaires avec ou sans commencement de traitement général.

Accidents secondaires.

Les accidents secondaires débutent au bout de 35 à 40 jours en moyenne, et, du reste, cela varie suivant qu'il y a eu ou non traitement préalable ; j'ai vu chez des malades soumis au traitement mercuriel des roséoles n'apparaître qu'au bout de 50 jours. Cette éruption peut être assez légère pour passer inaperçue, et c'est surtout lorsqu'elle tarde à apparatre. On peut du reste en faire un fait général pour toutes les éruptions syphilitiques ; plus elles tardent à apparaître, plus elles sont bénignes. On comprend que, grâce à cette bénignité, si le traitement n'a pas été commencé, on puisse attendre la disparition de l'éruption. C'est ensuite qu'on voit apparaître tout le cortége des syphilides. Ce serait sortir de mon sujet que d'étudier les formes nombreuses qu'elles peuvent revêtir, car le traitement général sera toujours le même et les moyens adjuvants seuls pourront varier un peu avec la forme et le siége de la lésion.

Cependant il est bon d'adopter une classification ; car, comme je l'ai déjà dit, la limite entre les accidents secondaires et tertiaires n'est pas bien tranchée. Les syphilides ne sont pas toutes des accidents secondaires, et on en voit encore accompagner les accidents tertiaires et obéir à la médication propre à cette période.

D'un autre côté, on en voit aussi apparaître à une époque, pour ainsi dire de transition, entre la deuxième et la troisième période, accompagner par exemple l'iritis et le sarcocèle syphilitique, et obéir aux deux médicaments employés simultanément.

M. le professeur Hardy fait trois grandes classes de syphilides : 1° syphilides précoces ; 2° syphilides intermédiaires ; 3° syphilides tardives. Cette dernière classe appartient de droit aux accidents tertiaires, puisqu'elle accompagne les exostoses, les caries, les nécroses, etc. ; les deux premières doivent seules nous occuper pour le moment. A elles seules. elles constituent toute la seconde période de la syphilis, en y joignant toutefois quelques accidents comme la fièvre syphilitique, les céphalées et les douleurs rhumatoïdes qui n'indiquent guère une médication spéciale.

Le traitement devra envisager la nature des syphilides, leur siége et leur moment d'apparition, car les adjuvants pourront varier pour toutes ces causes. MM. Hardy et Bazin, qui sont les plus à même de juger le traitement des accidents secondaires, sont d'accord pour trouver une contre-indication au traitement mercuriel dans l'état du malade, qui peut être scrofuleux, débilité ou tombé dans la cachexie syphilitique. Dans ce cas, on doit reconstituer l'organisme avant de se servir du médicament, soit par des toniques, soit par l'huile de foie de morue. On commencera le traitement mercuriel ou on le continuera en donnant la préférence au protoiodure, mais en suivant le précepte de M. Bazin, de changer de préparation quand le médicament semble ne plus avoir de puissance. Comme je l'ai dit, c'est à cette période que la méthode des injections hypodermiques donne de beaux résultats. C'est encore à cette période qu'on emploiera, dans certaines formes de syphilides, les bains du sublimé, afin de joindre l'action locale à l'action générale. Mais, comme moyen général, ils ont beaucoup moins d'influence que le traitement interne, et on devra les réserver ainsi que les frictions avec les pommades mercurielles, pour les malades qui ne peuvent supporter le traitement interne, c'est-à-dire les femmes et les enfants.

Les moyens adjuvants se composeront de moyens hygiéniques, de médicaments employés à l'intérieur et à l'extérieur.

Comme j'ai déjà eu l'occasion de le dire, le régime devra être tonique, le malade devra éviter le froid et l'humidité. Les eaux de Baréges, d'Enghien, etc., prises à l'intérieur pourront rendre de grands services, surtout dans les syphilides anciennes et rebelles. Je ferai même une question que je me propose d'essayer de résoudre par des expériences postérieures : ne pourrait-on pas trouver un auxiliaire du mercure dans l'arsenic qui est un modificateur si puissant dans les maladies de la peau ?

Enfin le traitement local, quoique n'ayant pas une grande influence sur l'évolution des syphilides, sera quelquefois un auxiliaire heureux du traitement général. Sous ce rapport, sans passer en revue les différentes formes de syphilides, on pourrait en former deux groupes, l'un syphilides sèches, c'est-à-dire avec altération superficielle de la peau s'accompagnant de desquamation, l'autre syphilides humides comprenant les formes vésiculeuse, pustuleuse et ulcéreuse. La première forme guérira plus facilement à l'aide de bains alcalins, sulfureux et d'amidon, ou bien, comme l'indique M. Hardy, avec des onctions faites avec des pommades à base de goudron ou d'huile de cade. La deuxième forme aura besoin de moyens plus énergiques, et il faudra souvent joindre au traitement général des lotions astringentes, des cautérisations et même des pansements excitants qui pourront du reste varier avec le siége des lésions.

Prenons quelques exemples : le cuir chevelu est si souvent le siége de lésions syphilitiques, que les croûtes et la chute des cheveux sont devenues des signes vulgaires de syphilis. On peut d'ailleurs y rencontrer plusieurs lésions, de simples squames, des vésicules ressemblant à l'impetigo, des pustules à forme ecthymateuse et même des ulcérations. J'ai vu dans ce cas essayer des frictions avec des pommades mercurielles ou avec une solution de sublimé. Les pommades faites soit avec du calomel ou du sublimé ne réussissent pas bien, ce que j'attribuerais volontiers à l'humidité constante qu'elles entretiennent et en outre à ce que l'axonge peut rancir. Les lotions avec une solution alcoolique de sublimé réussissent bien. Elles ont l'avantage, après leur action locale, de laisser une grande sécheresse par l'évaporation qui se produit et de permettre ainsi aux croûtes, qui peuvent exister, de sécher plus rapidement. Cette solution devra être excitante sans être caustique, en outre on devra l'employer chaude, car c'est un fait singulier signalé par Trousseau, que les lotions chaudes de sublimé agissent mieux que les froides. Voici une formule :

Sublimé corrosif. . . .	0 gr. 50 à 1 gr.
Alcool.	6 grammes.
Eau distillée.	150 —

On devra en outre couper les cheveux, ce qui permettra au médicament d'atteindre plus facilement les lésions et aux cheveux de repousser.

Les plaques muqueuses envahissent la peau et les muqueuses. M. Hardy donne le nom de papules muqueuses, et les différencie, avec raison, des plaques ulcéreuses qu'on rencontre sur les muqueuses et en particulier à la gorge, à certaines lésions confondues par M. Bazin avec les plaques muqueuses, mais qui sont sèches et se desquament. Le caractère propre des plaques muqueuses est d'être molles et humides, légèrement ulcérées et de sécréter un liquide d'odeur fétide. Sur la peau, elles siégent de préférence dans les plis, par exemple, entre les orteils, entre les plis des fesses, à l'anus ou au scrotum.

On les trouve sur les muqueuses du prépuce et du gland, de la bouche et de la gorge. Quand elles siégent sur la peau et même sur le gland, on devra les recouvrir avec un pansement sec, avec de la charpie, ou du coton et dans certains endroits où ce pansement est difficile à faire, on peut le remplacer par un saupoudrage avec une poudre inerte et chaque fois qu'on remplace le pansement on les lave avec de l'eau chlorurée. C'est surtout dans les plaques muqueuses des bourses du gland, des grandes lèvres et de l'entrée du vagin, etc., qu'on pourra se servir des préparations d'iodoformes et surtout de la poudre.

Quand la cicatrisation tarde à se faire, ce qui dépend souvent d'un état granuleux de la plaie, on peut faire des cautérisations avec le nitrate d'argent ou le nitrate acide de mercure. Quand elles envahissent la bouche et la gorge, il faut avoir recours au chlorate de potasse en gargarismes, collutoires et potions. On peut en donner à l'intérieur de 2 à 8 grammes par jour dans une potion gommeuse.

Les syphilides ulcéreuses de la peau se recouvrent de croûtes qu'on peut respecter, et laisser le traitement agir seul. Si la guérison tarde trop, on peut faire tomber les croûtes avec des cataplasmes pour modifier la surface de la plaie par une cautérisation.

La peau et les muqueuses peuvent encore présenter des excroissances verruqueuses ou végétations, qui, sans être essentiellement syphilitiques, peuvent aussi quelquefois reconnaître cette maladie pour cause. Il n'est pas rare, par exemple, de les voir se développer sur la cicatrice d'un chancre ou d'une plaque muqueuse. Celles qui ont les muqueuses pour siége sont souvent bien détruites par l'alun en poudre, on peut encore les cautériser avec de l'acide azotique, qui les dessèche pour ainsi dire, ou avec l'acide chromique. Pour celles de la peau, on peut avoir recours à un caustique plus fort, le nitrate acide de mercure.

Le larynx est souvent le siége d'éruptions syphilitiques assez graves pour qu'on ait besoin de venir en aide au traitement général, par un traitement local approprié. Dans une thèse de M. Dance, élève de M. Cusco, j'ai vu des observations de malades chez lesquels ce chirurgien faisait des badigeonnages avec la teinture d'iode sur la région thyroïdienne.

Poussé par l'induction, je proposerai la cautérisation interne du larynx avec le nitrate d'argent. En effet, pendant que j'étais externe chez M. Gueneau de Mussy, j'ai vu ce médecin distingué guérir, par deux ou trois cautérisations, des laryngites avec aphonie complète, qui n'étaient pas syphilitiques, mais d'une chronocité invétérée.

J'arrive à des lésions qui sont regardées comme de transition; je veux parler de l'*amaurose,* de l'*iritis* et du *sarcocèle syphilitique.*

L'amaurose syphilitique est soumise au traitement mercuriel comme l'iritis. Mais certains auteurs, Mackensie et Follin entre autres, par analogie avec les maladies des yeux non spécifiques, ont employé de préférence les préparations de calomel, de façon à produire la salivation. Carmichaël, de Dublin, et Guthrie ont obtenu de bons résultats de l'huile de térébenthine. M. Desmarres a préconisé le bichromate de potasse, surtout dans l'iritis; voici sa formule : bichromate de potasse, 1 gr. ; extrait thébaïque, 1 gr. ; sirop simple, q. s. Faire 100 pilules et en prendre 5 à 6 par jour. C'était Vicente (*Union médicale,* 1831), qui aurait été conduit à employer ce remède à cause de ses propriétés sur le virus. Toujours est-il, c'est que tout le monde est d'accord pour rejeter l'iodure de potassium dans le traitement de ces maladies. On comprend qu'il puisse être nuisible par son action irritante sur l'œil. Comme moyens locaux, on emploiera des frictions avec l'onguent mercuriel sur les paupières et les tempes, des collyres au sublimé avec laudanum : sublimé, 1 c. gr. ; laudanum, 1 gr. ; eau distillée, 400 gr. Dans l'iritis surtout, on usera des collyres au sulfate d'atropine, afin de prévenir les adhérences de l'iris.

Le sarcocèle syphilitique, parmi les accidents de transition, paraît celui qui se rapproche le plus des accidents tertiaires s'il ne se confond pas avec eux. Ce sont les médicaments qui en donnent la preuve, tellement il est vrai qu'on ne peut établir une limite tranchée aussi bien dans les accidents syphilitiques que dans le traitement.

Effectivement, les praticiens ont vu le sarcocèle résister au mercure et céder à l'influence de l'iodure de potassium joint au premier ou administré seul. C'est peut-être la cause qui fait que certains chirurgiens pensent, comme je l'ai déjà dit, que l'iodure de potassium ne peut agir sans l'usage préalable du mercure. Quelles règles devra-t-on suivre dans le traitement de cet accident? On devra donner concurremment le mercure et l'iodure de potassium lorsque le malade porte des accidents secondaires en même temps que son sarcocèle, ou, s'il n'a pas déjà subi un traitement mercuriel; on donnera l'iodure de potassium seul et d'emblée si le malade a déjà subi un traitement mercuriel ou s'il porte des accidents franchement tertiaires, carie, nécrose, etc. Le traitement local de cet accident trouvera ses indications dans les complications qui pourront l'accompagner. Si le sarcocèle se complique d'un hydrocèle, on devra le ponctionner. Si les douleurs sont très-vives, on pourra recouvrir les parties d'une pommade mercurielle belladonée ou opiacée. Enfin, l'inflammation peut s'emparer du sarcocèle et le faire arriver à la forme fongueuse, dans ce cas, on devra employer la cautérisation et quelquefois le bistouri pour arrêter la marche envahissante de la maladie. Mais, d'ordinaire, l'action du traitement général se fait promptement sentir, et souvent six semaines font disparaître la tumeur.

Toutes ces lésions peuvent s'accompagner de phénomènes généraux, comme la fièvre dite syphilitique, les céphalées, les douleurs rhumatoïdes. On a remarqué que l'iodure de potassium avait une grande influence sur la guérison de ces symptômes; ce serait une raison qui me ferait penser que l'iodure de potassium ne doit pas être banni complétement de la deuxième période de la syphilis, comme certains le veulent. En outre, la nature des accidents de transition me fait aussi penser qu'à la fin des accidents franchement secondaires on devra donner les deux remèdes concurremment.

Accidents tertiaires.

Ici l'on rencontre moins de difficultés, car la seule est de savoir si on a bien affaire à un accident syphilitique tertiaire, et alors le remède a tant de puissance que, dans l'indécision du diagnostic, c'est lui qui tranchera la question, et si la lésion est syphilitique, elle guérira par l'iodure de potassium. Il faut cependant faire une exception pour la classe de syphilides tardives de M. Hardy, comprenant les formes pustulo-crustacée et ulcéreuse. En effet, pour ces lésions tertiaires, tous les médecins de Saint-Louis donnent le mercure et l'iodure de potassium, seulement M. Hardy préfère les donner séparément, 1 à 4 grammes d'iodure de potassium le matin, 1 à 2 pilules de Sédillot le soir, tandis que MM. Bazin, Gibert et Devergie les donnent dans la même préparation. La cautérisation sera un moyen local qu'on devra employer après avoir fait tomber les croûtes sous des cataplasmes, on pourra la faire avec le nitrate acide de mercure, la teinture d'iode, ou l'iodure de potassium et la faire suivre de pansements à la glycérine, l'alcool ou à l'iodoforme. Les ulcérations profondes de la bouche, du voile du palais, du larynx, appartiennent à ces syphilides tardives et devront être traitées comme telles et réclameront quelquefois l'intervention du chirurgien pour faire la staphyloraphie ou la trachéotomie. Les autres accidents tertiaires, gommes, exostoses, caries et nécroses, réclameront l'iodure de potassium seul, comme moyen général, et les moyens adjuvants auront peu d'importance.

L'iodure de potassium peut se donner graduellement depuis 0 gr. 50 jusqu'à 6 grammes, on a même dépassé ces doses, ce qui n'est pas nécessaire.

Certains auteurs, M. Lancereaux en particulier, pensent que, chez certaines personnes débiles, on peut remplacer l'iodure de potassium par l'iodure de fer.

Les gommes qui envahissent souvent les organes profonds comme le foie, les poumons, donnent lieu à des complications que le médecin devra soigner comme leurs analogues dans les maladies non syphilitiques. Ainsi les lésions du foie donneront lieu à des symptômes analogues à ceux de la cirrhose, ictère, œdème, ascite, et celles du poumon à de la dyspnée, pneumonie et pleurésie, pour lesquelles il n'est pas nécessaire de tracer une règle de conduite autre que celle que le médecin doit suivre dans pareils cas non compliqués de syphilis. Les exostoses, les caries et les nécroses, ne réclameront pas ordinairement l'aide d'une chirurgie bien active; on se contentera de cataplasmes si l'inflammation est vive, d'injections avec une solution de teinture d'iode s'il y a des trajets fistuleux. Quant aux douleurs si vives que les exostoses produisent, c'est-à-dire aux douleurs ostéocopes, c'est surtout le traitement général qui les fera disparaître avec la lésion elle-même. Cependant on pourra se servir de l'opium pour donner au malade le sommeil que ces douleurs surtout nocturnes lui enlèvent.

TRAITEMENT DE LA SYPHILIS CHEZ LES FEMMES ENCEINTES ET LES NOUVEAU-NÉS

La syphilis chez les femmes enceintes peut produire deux résultats : ou bien la femme avorte, ou bien elle accouche d'un enfant syphilitique qui souvent meurt au bout de quelques mois, cela suffit pour faire comprendre l'utilité du traitement. La première proposition n'a pas été et n'est pas encore admise par tout le monde, les uns prétendent que c'est le mercure qui fait avorter, pour les autres c'est la syphilis.

Doublet ne traitait pas les femmes syphilitiques enceintes, mais Bertin, qui lui succéda au Midi, prétendit qu'il fallait les traiter, et qu'alors l'avortement devenait plus rare.

En 1840, M. Huguier émit les conclusions suivantes devant l'Académie de Médecine : « L'avortement chez les femmes syphilitiques est plutôt la conséquence des mercuriaux que de la maladie. » M. Ricord répondit en sens contraire. Massa, Garnier, Mauriceau, Petit-Radel, Bell, Robert Lee conseillent de traiter par le mercure la syphilis des femmes enceintes.

Pendant six mois que j'ai fréquenté l'hôpital des Cliniques, j'ai vu beaucoup de femmes enceintes syphilitiques et j'ai dû me ranger à l'opinion de M. le professeur Depaul, qui les soumet au traitement mercuriel. En effet, j'ai pu me persuader d'abord que la syphilis était cause d'avortement, car des femmes qui avaient eu, par exemple, une ou deux couches heureuses, avaient eu ensuite plusieurs fausses couches successives coïncidant avec l'apparition de la syphilis. En outre, dans ces cas, le produit de l'avortement est un fœtus portant les lésions syphilitiques si bien décrites dans le mémoire de M. Depaul, et surtout le pemphigus plantaire et palmaire. Comme on ne trouve aucune autre cause d'avortement, on peut en conclure que c'est la syphilis. C'est le plus souvent chez les femmes qui arrivent à l'hôpital qu'on observe ces avortements. En effet, chez celles qui arrivent enceintes avec des lésions syphilitiques, sans travail abortif, M. Depaul les met immédiatement au traitement mercuriel : elles vont à terme et accouchent le plus souvent d'un enfant sain.

Voici un chiffre que j'ai entendu donner par ce professeur : sur 204 cas de pemphigus trouvés chez des enfants mort-nés, il n'a trouvé qu'un cas où il n'a pu remonter à une origine syphilitique.

De ces faits, que tout le monde est à même d'observer, il résulte que la syphilis est souvent cause d'avortement, souvent cause de la mort du fœtus, et que le traitement mercuriel, loin d'avoir des inconvénients chez la femme enceinte, est nécessaire.

Pour ce qui est de l'enfant, il faut savoir, en mettant de côté l'influence paternelle, dans quelles conditions d'infection la mère pourra lui transmettre la maladie. Tout le monde est d'accord pour dire que la mère syphilitique avant la grossesse et qui n'est pas arrivée à la période tertiaire, infectera l'enfant. Mais, pour la syphilis acquise pendant la grossesse, on est moins d'accord. Pour Bertin, plus la syphilis est ancienne ou rapprochée du moment de la conception, plus l'hérédité est possible, et elle est d'autant moins à craindre que l'invasion est plus voisine chez la femme, du moment de l'accouchement. M. Ricord pense que la transmission n'est possible que si la contagion de la mère a eu lieu pendant les six prémiers mois de la grossesse. M. Cullerier admet l'hérédité syphilitique à tous les âges du fœtus et à toutes les périodes de l'infection de la mère. M. Maudron a émis l'idée opposée, que la syphilis contractée pendant la grossesse n'est pas transmissible. MM. Natalis Guillot et Bois de Loury nient l'hérédité quand les accidents primaires paraissent dans les derniers mois de la grossesse. Enfin, M. Diday formule ainsi son opinion : la syphilis contractée par la mère, soit avant la quatrième semaine, soit après le septième mois, n'est pas une cause de syphilis pour l'enfant. Que conclure de toutes ces divergences d'opinion, par rapport au traitement? Comme la syphilis est une maladie grave pour l'enfant, une cause de mort pour le fœtus, que d'un autre côté, le traitement antisyphilitique ne paraît nuisible ni à la mère ni à l'enfant, je pense qu'on doit traiter la mère aussitôt qu'on la soupçonne syphilitique.

Le traitement mercuriel ne présente aucune particularité pour les femmes enceintes. Cependant, il pourra arriver que l'estomac, si capricieux pendant la grossesse, ne puisse tolérer le mercure : alors on emploie la méthode endermique ou hypodermique. M. Depaul emploie à l'intérieur le proto-iodure à la dose de 0 gr. 05 à 0 gr. 10 par jour.

Une femme syphilitique accouche, son enfant pourra naître

avec des lésions syphilitiques, ou bien paraître sain, et être cependant infecté.

Des auteurs pensent que le fœtus peut naître sain, et, au bout d'un certain temps, avoir un chancre contracté dans sa pérégrination au milieu des organes génitaux de la mère. Si c'est vrai, cela n'est pas commun.

Ordinairement, le nouveau-né porte des lésions secondaires, ou bien elles apparaissent au bout de quelques jours. Dans ce cas, le meilleur moyen de le soigner, c'est de lui faire boire le lait de la mère en traitement, et on ne trouve de contre-indication que lorsque la mère ne peut allaiter. Souvent cela suffit pour le guérir; mais, si on s'apercevait que la guérison n'avance pas, on pourrait ajouter une très-faible dose de liqueur de Van Swieten, qu'on lui ferait avaler dans du lait, ou bien on lui ferait des frictions avec un peu d'onguent mercuriel.

Si la mère ne peut allaiter son enfant, de deux choses l'une, on lui donnera une nourrice, ou on l'élèvera au biberon. Que la nourrice soit une femme ou un animal domestique, comme une chèvre, on lui fera prendre des préparations mercurielles, en frictions par exemple, qui donneront au lait ses propriétés curatives.

Pour l'allaitement au biberon, on a même proposé de faire prendre le médicament à l'animal qui fournissait le lait. Ces procédés sont excellents, seulement ils ont un côté défavorable, c'est qu'il est assez difficile de pouvoir doser la quantité du médicament administré.

Des frictions mercurielles faites sur une chèvre (Verdé, de Lisle, Rapport de l'Académie de Médecine, 13 avril 1830), produisirent dans un cas la salivation; l'analyse du lait faite par MM. Lutz, Personne et Reveil, ne donna qu'une quantité infinitésimale de mercure. M. Cullerier en tira la conclusion, que le traitement indirect par la nourrice était insuffisant, et qu'il fallait avoir recours à un traitement mixte ou direct.

Le traitement direct se fait avec des frictions ou des bains. M. Cullerier alternait les frictions (1 ou 2 grammes d'onguent napolitain sur les côtés de la poitrine) avec des bains contenant de 2 à 4 grammes de sublimé.

Comme traitement mixte, Trousseau conseillait de faire prendre à l'enfant 1 gramme de liqueur de Van Swieten, de lui donner des bains contenant de 2 à 4 grammes de sublimé, et de faire prendre à la nourrice de 1 à 3 grammes d'iodure de potassium.

Les bains de sublimé présentent, pour certaines classes de la société, des difficultés inhérentes au prix qu'ils coûtent, à la nature de la baignoire dans laquelle ils doivent être donnés, etc.; en outre, pendant l'hiver, ils peuvent exposer l'enfant aux refroidissements. On pourra les remplacer par de simples lotions chaudes sur le corps avec une solution de sublimé plus faible. Je pense que, joint à l'allaitement médicamenteux lui-même, c'est le meilleur moyen de soigner les nouveau-nés syphilitiques. En effet, l'ingurgitation directe de préparations mercurielles, peut détériorer l'estomac et l'intestin de ces petits êtres, qui sont déjà sujets par leur âge à une foule de troubles de ce côté, tels que vomissements, diarrhée, tranchées, etc. On a déjà bien assez de peine à se rendre maître de ces symptômes quand ils se présentent, sans s'exposer à les faire naître. D'autant mieux que, chez les enfants, il ne faut jamais interrompre le traitement aussitôt l'accident actuel guéri, car les récidives sont plus fréquentes que chez les adultes.

J'ai terminé la tâche que je m'étais tracée, et je la considérerai comme couronnée de succès si j'ai persuadé à mes lecteurs que la syphilis est une maladie grave qui doit être traitée avec soin et qui peut l'être fructueusement.

Evitez ses coups et pansez ses blessures.

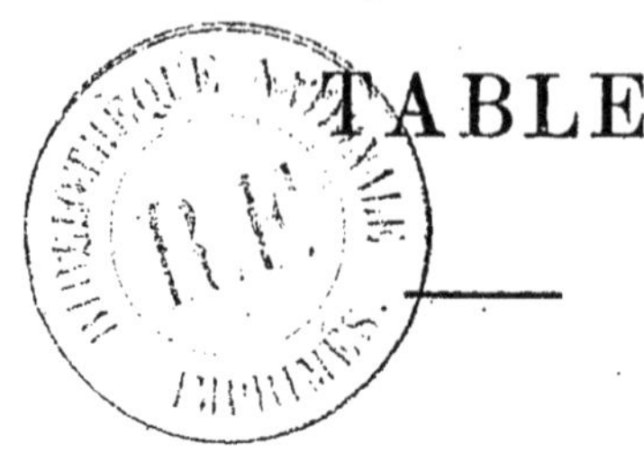

TABLE

MÊME LIBRAIRIE

BAZIN. **Leçons théoriques et cliniques sur la syphilis et les syphilides** professées à l'hôpital Saint-Louis par le docteur BAZIN, publiées par le docteur DUBUC, revues et approuvées par le professeur; 2e édition considérablement augmentée, 1 vol. in-8 accompagné de 4 magnifiques planches sur acier, figures coloriées. 10 fr.
Sépia. 8 fr.

COURTAUX. **De la fièvre syphilitique.** In-8 de 75 pages. 2 fr.

DEPAUL. **Sur la vaccination animale et la syphilis vaccinale.** In-8. 1 fr. 50

FAID. **Des troubles de la sensibilité générale dans la période secondaire de la syphilis,** et notamment de l'analgésie syphilitique. In-8 de 132 pag. 3 fr. 50

FERRAS. **De la laryngite syphilitique.** In-8 de 86 pages. 2 fr.

FOURNIER (ALFRED). **Fracastor : la Syphilis, 1530; le Mal français, 1546;** traduction et commentaires. 1 vol. in-12 de 210 pages. 2 fr. 50

FOURNIER. **Diagnostic général du chancre syphilitique.** Leçon recueillie et rédigée par Gripat, interne des hôpitaux. 1 fr. 25

FOURNIER. **Note sur un cas de gomme syphilitique.** 50 cent.

LANDRIEUX. **Des pneumopathies syphilitiques.** In-8 de 80 pages. 2 fr.

LANGLEBERT. **La Syphilis dans ses rapports avec le mariage.** 1 vol. in-12. 3 fr.

MAURIAC, médecin de l'hôpital du Midi. **Mémoire sur les affections syphilitiques précoces du système osseux.** In-8 de 100 pages. 2 fr. 50

MAURIAC. **Mémoire sur le paraphimosis.** In-8 de 48 pages. 1 fr. 50

SAISON. **Diagnostic des manifestations secondaires de la syphilis sur la langue.** In-8. 1 fr. 50

STAUB. **Traitement de la syphilis par les injections hypodermiques de sublimé à l'état de solution chloro-albumineuse.** In-8 de 100 pages. 2 fr.

TARNOWSKY. **Aphasie syphilitique.** In-8 de 131 pages. 3 fr.

Paris. — Imp. NOIZETTE, JEANHASSE & Cie, faub. St-Antoine. 159